BEI GRIN MACHT SICH IHR WISSEN BEZAHLT

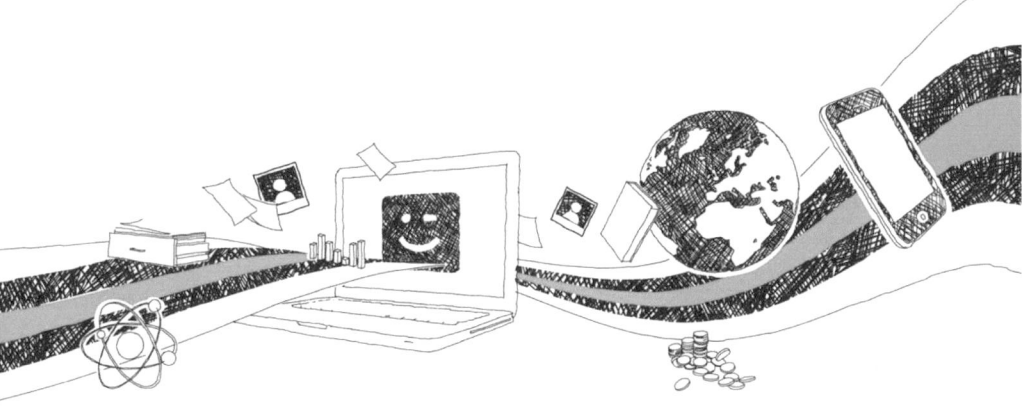

- Wir veröffentlichen Ihre Hausarbeit,
  Bachelor- und Masterarbeit

- Ihr eigenes eBook und Buch -
  weltweit in allen wichtigen Shops

- Verdienen Sie an jedem Verkauf

Jetzt bei www.GRIN.com hochladen
und kostenlos publizieren

Kamil Wrona

Gesundheitsberichterstattung, Umweltberichterstattung, umweltbezogene Gesundheitsberichterstattung

GRIN Verlag

Bibliografische Information der Deutschen Nationalbibliothek:

Die Deutsche Bibliothek verzeichnet diese Publikation in der Deutschen National-
bibliografie; detaillierte bibliografische Daten sind im Internet über http://dnb.d-
nb.de/ abrufbar.

Impressum:

Copyright © 2004 GRIN Verlag GmbH
Druck und Bindung: Books on Demand GmbH, Norderstedt Germany
ISBN: 978-3-640-85852-1

GRIN - Your knowledge has value

Der GRIN Verlag publiziert seit 1998 wissenschaftliche Arbeiten von Studenten, Hochschullehrern und anderen Akademikern als eBook und gedrucktes Buch. Die Verlagswebsite www.grin.com ist die ideale Plattform zur Veröffentlichung von Hausarbeiten, Abschlussarbeiten, wissenschaftlichen Aufsätzen, Dissertationen und Fachbüchern.

Besuchen Sie uns im Internet:

http://www.grin.com/

http://www.facebook.com/grincom

http://www.twitter.com/grin_com

INHALTSVERZEICHNIS

Vorwort

In meiner Hausarbeit werde ich mich mit den Grundlagen bzw. inhaltlichen Aspekten der Umweltberichterstattung (UBE), Gesundheitsberichterstattung (GBE) und Umweltbezogenen Gesundheitsberichterstattung (uGBE) beschäftigen und dabei unter anderem auch versuchen die Unterschiede dieser Formen der Berichterstattung herauszustellen.

Im ersten Abschnitt meiner Hausarbeit werde ich mich einleitend zunächst mit den allgemeinen Grundlagen der Berichterstattung (BE) beschäftigen.

Dem ersten Abschnitt vorausgehend werde ich mich im zweiten Abschnitt nun mit der Umweltberichterstattung (UBE) beschäftigen. Dabei werde ich zunächst eine Begriffsbestimmung vorstellen und des Weiteren eine Begriffsausführung vornehmen, also auf die inhaltlichen Aspekte dieser Form von Berichterstattung eingehen.

Folgend werde ich im dritten Abschnitt die Gesundheitsberichterstattung (GBE) als eine weitere Form der Berichterstattung im Bereich Umwelt und Gesundheit vorstellen und dabei gleichermaßen zunächst eine Begriffsbestimmung darstellen und folgend die inhaltlichen Aspekte mittels einer Begriffsausführung vornehmen.

Im vierten Abschnitt werde ich auf die Umweltbezogene Gesundheitsberichterstattung (uGBE) eingehen und zunächst wie schon in den Abschnitten zwei und drei verfahren.

Im fünften und letzten Abschnitt werde ich dann noch auf Strukturierungsansätze als zusätzlichen Aspekt und somit einem Unterscheidungsmerkmal der uGBE eingehen. Dabei werde ich auch auf ein Strukturmodell selbst eingehen.

Zudem sei zu erwähnen, dass ich in Abschnitt zwei bis fünf Abbildungen zur Veranschaulichung der jeweiligen Themeninhalte hinzugefügt habe.

Diese Arbeit beruht, soweit nicht anders gekennzeichnet, auf den in den Vorlesungen gemeinsam erarbeiteten Ergebnissen und der von mir verwendeten Literatur. Zitierte Vorlesungsinhalte sind dabei nicht als solche von mir gekennzeichnet worden.

1. Grundlagen Berichterstattung (BE)

BE beschreibt die Verbindung raum – zeit – bezogener Informationen und wissenschaftlicher Erkenntnisse als Basis für eine Entscheidungsfindung in Gesundheitsförderung und -politik.

BE verbindet also zwischen den Disziplinen "Wissen schaffen" und "Erkenntnis umsetzen", so dass nun die Wissenschaft in der Lage ist die rohen Daten sachgemäß zu bearbeiten und so neue Informationen und Erkenntnisse darzulegen. Die Nutzung in der Praxis der von der Wissenschaft erarbeiteten Informationen und Vorschläge ist dabei von der Qualität der zielgruppenorientierten BE bestimmt. Interventionen können dann evaluiert werden und leiten mit ihren Bewertungen einen neuen Berichtszyklus ein (vgl. A. Vogt 2002).

Die Forschungsgruppe Gesundheitsberichterstattung (1990) beschreibt eine Basisberichterstattung wie folgt: "Eine BE bezieht sich auf Themen oder Zusammenhänge, die von allgemeinen Interesse und für mehrere Nutzergruppen relevant und zugleich für die Volksgesundheit oder die Volkswirtschaft so bedeutend sind, dass regelmäßig über sie berichtet werden sollte. Es handelt sich dabei in der Regel um eine BE mit hohem Verdichtungsgrad (…). Ein Basisbericht in traditioneller Form soll aus Tabellen, Graphiken und kommentierten Texten bestehen und eine Standortbeschreibung (…) darstellen."

Die wissenschaftlich fundierte BE will eine spezifische Situation einer Region zu einem bestimmten Zeitpunkt oder gegebenen Zeitintervall darstellen. Die Größen "Raum" und "Zeit" sind dabei also von größter Bedeutung (vgl. A. Vogt 2002).

2. Umweltberichterstattung (UBE)

UBE beschreibt die Gesamtheit aller Maßnahmen zur sachgerechten und wahrheitsgemäßen Unterrichtung, Lagebeschreibung und Ermittlung vordringlicher Handlungsbedarfe in Hinblick auf die physische Umwelt. Sie richtet sich in erster Linie an unternehmensinterne und -externe Zielgruppen oder allgemein formuliert an die Unternehmen, die in welcher Form auch immer einen Umwelteinfluss haben.

Die UBE ist ein Instrument, das sich verschiedener Konzepte und Methoden bedient (Andrea Vogt 2002). Die UBE bezieht sich sowohl auf die Ziele und Aktivitäten im Umweltschutz wie auch auf die Beschreibung von Problemlagen und Erfolgen sowie Umweltwirkungen, die durch ein Unternehmen und seine Produkte verursacht werden. UBE kann mündlich oder schriftlich, persönlich oder durch Telekommunikation erfolgen (www.umweltdatenband.de "Umweltberichterstattung").

Die UBE ist zudem ein höchstpolitisches und problemorientiertes Instrument, da auch die Mehrheit der Umweltprobleme vom Menschen erschaffen sind. Berichte über die Umwelt sollten daher also schadens- und maßnahmenorientiert sein (vgl. A. Vogt 2002).

2.1 Begriffsausführung

Die UBE ist eine auf Unternehmensebene ansetzende Möglichkeit Umweltprobleme verursacht durch die wirtschaftliche Nutzung der natürlichen Umwelt und allgemeine Wirtschaftsweisen und der damit im Zusammenhang stehenden Emission und Immission darzustellen. In erster Linie soll sie also dazu dienen, die während einer Berichtsperiode von einem Unternehmen ausgegangenen Umweltwirkungen und -belastungen nach außen hin zu dokumentieren und zu bewerten. Darüber hinaus kann die UBE auch präventiv zur Planung und Kotrolle eingesetzt werden, um eine umweltorientierte Unternehmensführung zu unterstützen (vgl. M. Steven, E.J. Schwarz, P. Lethmathe 1995).

In diesem Zusammenhang sei zu erwähnen, dass Schadstoffe in allen Umweltmedien vorkommen, also Wasser, Boden und Luft. Eine Wasserverschmutzung kann durch Abwässer oder auch durch eine Havarie in der Schifffahrt stattfinden indem durch ein Leck Rohöl in die Gewässer gelangt. Eine Bodenverschmutzung kann dabei durch die Anwendung von Pestiziden oder Düngemitteln in der Landwirtschaft stattfinden. Eine Luftverschmutzung entsteht beispielsweise durch Verbrennungsprozesse im Straßenverkehr oder Industriebereich. Diese Zusammenhänge verdeutlichen zudem auch die Notwendigkeit der UBE.

In diesem Bezug ist eine steigende Tendenz zu erkennen, dass die Unternehmen die Umweltbezüge ihres betrieblichen Handelns zu dokumentieren beginnen und freiwillig zu publizieren in Angriff nehmen. Dabei unterscheiden sich aber inhaltliche und äußerliche

Gestaltung der Publikationen, sowie die Bezeichnungen für die von den Unternehmen verwendeten Publikationen. Man unterscheidet unter anderem zwischen Umweltberichten, Ökoberichten, Ökobilanzen, Umwelterklärungen nach der EG – Verordnung Nr. 1836/93, Stoff- und Energiebilanzen bzw. Sachbilanzen, Wirkungsbilanzen und bewerteten Bilanzen. Aber auch auf internationaler Ebene sind verschiedene Formen der Umweltberichterstattung anzutreffen (vgl. M. Steven, E.J. Schwarz, P. Lethmathe 1995).

Tabelle 2-1 soll in diesem Zusammenhang einen allgemeinen Überblick über einige Formen globaler Umweltberichte geben (vgl. A. Vogt 2002).

Berichtswesen	Erscheinungsweise
WRI, UNEP, UNDP, World Bank: World Resources Welt-Ressourcen (Deutscher Reprint bis 1995)	seit 1986 im zweijährigen Rhythmus
UNEP: a) The state of the environment UNEP: b) The state of the world environment (alternierend)	a) seit 1974; seit 1986 alternierend mit b)
UNEP: Global Environment Outlook (GEO)	seit 1997 zweijährig
EU: Umweltaktionsprogramm	regelmäßig; 1973, 1977, 1983, 1987, 1993
EU: Umweltbericht	regelmäßig; 1977, 1979, 1986, 1992, 1994, 1997
EEA: Europe's Environment	1995, 1998
EEA: Umwelt in der Europäischen Union – auf dem Weg ins 21. Jahrhundert	1998
OECD: Environmental Data	seit 1985 im zweijährigen Rhythmus
OECD: Environmental Indicators	1995, 1998
OECD: Environmental Performance Reviews	seit 1993 mehrere Berichte jährlich

Abbildung 2-1: Überblick über das internationale Berichtswesen im Umweltsektor

Abschließend sei zu erwähnen, dass trotz aller Bemühungen und Verbesserungen in diesem Bereich auf nationaler und internationaler Ebene noch ein Verbesserungspotential in Hinblick auf Ansatz, Umfang und Qualität der UBE besteht (vgl. A. Vogt 2002).

3. Gesundheitsberichterstattung (GBE)

Die GBE beschreibt wie auch die UBE die Lagebeschreibung und Ermittlung vordringlicher Handlungsbedarfe allerdings in Hinblick auf die gesundheitliche Lage und Versorgung von Bevölkerungsgruppen. Die GBE zielt im Vergleich zur UBE somit auf andere inhaltliche und strukturelle Aspekte.

Gesundheitsberichterstattung informiert also über die gesundheitliche Lage und die gesundheitliche Versorgung einer Bevölkerung. Es wird eine bestehende Situation dargestellt, analysiert und gesundheitspolitischer Handlungsbedarf wird abgeleitet. Dadurch ist eine Grundlage und ein Ausgangspunkt der Gesundheitspolitik geschaffen. Auch die Ableitung von Strategien und Maßnahmen sowie deren Umsetzung wird durch GBE begleitet. Mit der Bewertung des Erfolges gesundheitspolitischer Maßnahmen innerhalb der GBE schließt sich der Kreis (www.loegd.nrw.de "Gesundheitsberichterstattung")

3.1 Begriffsausführung

Inhaltliche Ziele einer GBE beschreibt der SACHVERSTÄNDIGENRAT FÜR DIE KONZENTRIERTE AKTION IM GESUNDHEITSWESEN (SVR, 1987) wie folgt: "Um die längerfristige Entwicklung der gesundheitlichen Versorgung und ihre medizinischen, vor allem aber ihre wirtschaftlichen Auswirkungen analysieren zu können, muss der zugrunde liegende Versorgungsprozess beschrieben, in die Zukunft projiziert und schließlich anhand von Zielsetzungen bewertet werden. Nur so kann beurteilt werden, ob bestimmte gegenwärtige oder für die Zukunft erwartete Entwicklungen im Hinblick auf bestimmte gesundheitspolitische Ziele als "positiv" oder "negativ" einzustufen sind, und nur so können längerfristige Prioritäten für den Abbau von Versorgungsdefiziten und bestehender Überversorgung auf nationaler Ebene entwickelt werden. Angesichts dieser Ausgangslage ist eine sektorübergreifende, funktionale Bestandsaufnahme und -analyse sinnvoll. Bestimmte Entwicklungen in der Bevölkerungsgröße und -struktur (in den Mortalitäts- und Morbiditätsmustern, in der gesundheitlichen Versorgung in den finanziellen und wirtschaftlichen Rahmenbedingungen u. a. m.) können identifiziert und ihre Implikationen für die Zukunft aufgezeigt werden. Daraus lassen sich mittel- und langfristige Optionen für die Gesundheitspolitik entwickeln" (vgl. a. Forschungsgruppe Gesundheitsberichterstattung 1990).

Als wesentliche Instrumente der GBE zur Darstellung des Gesundheitszustandes und der gesundheitlichen Versorgung der Bevölkerung zählt man Bewertungen, Beurteilungen, Abschätzungen und Prognosen. Um die gesundheitliche Lage einer Population bestimmen zu können müssen verschiedenste Faktoren (z.B. Mortalität und Morbidität der Bevölkerung) beachtet bzw. in Betracht gezogen werden (vgl. A Vogt 2002).

In der modernen GBE dokumentiert man Fakten nicht nur, sondern interpretiert sie auch, so dass politisch relevante Ergebnisse geliefert werden. Dabei ist die Darstellung der Versorgungsinformation und der Abgleich mit den gesteckten Gesundheitszielen von großer Relevanz. Nach Möglichkeit sollen vorhandene Daten bewertet, dargestellt und interpretiert werden. Auch hier gibt es verschiedene Darstellungsformen (vgl. A. Vogt 2002).

Tabelle 3-1 soll in diesem Zusammenhang einen allgemeinen Überblick über einige Formen der GBE geben (vgl. A. Vogt 2002).

Gliederungsebene	Gesundheitsberichte
Geografie	Weltumfassende Gesundheitsberichte
	Kontinentale Gesundheitsberichte
	Nationale Gesundheitsberichte
	Länderberichterstattung
	Kommunale Berichterstattung
	Stadtteilberichte
	Belastungsgebiete
Versorgungsbereiche, Institutionen	Betriebliche Gesundheitsberichterstattung
	Krankenhauswesen
	Öffentlicher Gesundheitsdienst
Spezielle Zielgruppen (krankheitsartenspezifisch, personengruppenspezifisch)	Kinder und Jugendliche
	Ältere Menschen
	Krankheitsgruppen (Diabetiker)
	Exponierte Gruppen
	Drogenabhängige
Methodische Sonderfälle	Beobachtungspraxen
	Surveys
	Passantenbefragungen
	Telefoninterviews

Abbildung 3-1: verschiedene Formen der GBE (verändert nach Waller 1995, S. 132f)f

Auch hier sei abschließend zu erwähnen, dass trotz aller Bemühungen und Verbesserungen in diesem Bereich auf nationaler und internationaler Ebene noch ein Verbesserungspotential in Hinblick auf Ansatz, Umfang und Qualität der GBE besteht (vgl. A. Vogt 2002).

Adäquate Stellungnahmen nach dem Gesundheitszustand der Bevölkerung können trotz großer Bemühungen noch nicht umfassend beantwortet werden. Es bestehen Lücken in den Angaben zur Krankheitshäufigkeit und Krankheitsdauer sowie Leistungsfähigkeit des Gesundheitswesens und Krankenversorgung. Wie auch in der UBE müssen hier bessere Strukturierungen der BE stattfinden (vgl. a. Forschungsgruppe Gesundheitsberichterstattung 1990).

4. Umweltbezogene Gesundheitsberichterstattung (uGBE)

Die uGBE beschreibt die Lagebeschreibung und Ermittlung vordringlicher Handlungsbedarfe an der Nahtstelle Umwelt und Gesundheit. Es wird sowohl die gesundheitliche Lage und Versorgung von Bevölkerungsgruppen, als auch die physische Umwelt mittels bestimmter Kriterien untersucht. In sie fallen somit jede Art von Themen der GBE sowie der UBE. Sie Verknüpft also als Bindeglied, Vermittler oder Schnittstelle die inhaltlichen Aspekte der UBE und GBE und führt sie in diesem Zusammenhang aus.

Tabelle 4-1 soll hierbei zum einhergehenden Verständnis der Eingliederung der uGBE dienen (vgl. A. Vogt 2002).

	Basisforschung	Berichterstattung	Praxis
Umwelt	Umweltforschung	Umweltberichterstattung	Umweltschutz
Umwelt & Gesundheit	Forschung Umwelt & Gesundheit	**umweltbezogene Gesundheitsberichterstattung**	Umweltbezogener Gesundheitsschutz
Gesundheit	Gesundheitsforschung	Gesundheitsberichterstattung	Gesundheitsschutz & -förderung

Abbildung 4-1: Umfeld der uGBE (Fehr & Vogt 1999)

Die inhaltlichen Ziele der uGBE befassen sich mit der Verbesserung des Gesundheitszustandes und der Lebensqualität und der bedarfsgerechten Verteilung begrenzter Ressourcen. Bei den auxiliären Zielen handelt es sich um eine Verbesserung der Information und Orientierung, Legitimierung und Sensibilisierung für die Gesundheitspolitik und Evaluation gesundheitspolitischer Maßnahmen. Adressaten der Berichterstattung sind dabei, wie auch schon in den zuvor erwähnten Berichterstattungen (UGE und GBE), Entscheidungsträger in Politik und Verwaltung, Institutionen, Verbände, Initiativen, Selbsthilfegruppen und natürlich auch die Öffentlichkeit.

4.1 Begriffsausführung

Die uGBE bezeichnet nach Fehr, Kobusch & Wichmann (1998) ein wichtiges Instrument zur empirischen Fundierung von Gesundheitsplanung und präventiv orientierter Gesundheitspolitik (vgl. A. Vogt 2002).

Tabelle 4-2 soll in diesem Zusammenhang einige Berichtbeispiele der uGBE darstellen. Dargestellt wird ein Auszug einiger Studien aus den Bundesländern der Bundesrepublik Deutschland (vgl. A. Vogt 2002).

Bundesland	Zeitraum	Berichte
Baden-Württemberg	1987/88	Planungsstudie zur umweltbezogenen Gesundheitsberichterstattung
	1992-95	Projekt Beobachtungsgesundheitsämter
	1981-1984	Bevölkerungsuntersuchungen auf Blutblei- und –cadmium-Bestimmungen in der Nähe einer Metallhütte bei Rastatt
Bayern	seit 1988	Projekt "Strahlenbiologisches Umweltmonitoring Bayern" Überprüfung der gesundheitlichen Auswirkungen des Reaktorunfalles von Tschernobyl
	1989/90	Münchner Verkehrsstudie Studie an 4.500 Schulkindern über den Einfluss des Verkehrsaufkommens im Schulbezirk auf die Atemwegsgesundheit
Berlin	seit 1975	Berliner Luftgüte-Messnetz BLUME
	1989/90	erster gesamtberliner Gesundheitsbericht mit Schwerpunkten des ökologischen Gesundheitsschutzes
	seit 1991	Einbeziehung des Themenfeldes 5 des GMK-Indikatorensatzes in die GBE mit Maßnahmenvorschlägen
	1992	Konzept für eine epidemiologische, umwelt- und sozialbezogene GBE – Konzept für das Bundesland Berlin
	1992	Untersuchungen zum Herzinfarktrisiko durch Verkehrslärm
	1992/93 1996	Verschiedene Lungenfunktionsuntersuchungen bei Schulkindern in Abhängigkeit von der Luftqualität in den Wintermonaten
	1994	Studie zu Belästigungsreaktionen durch Verkehrslärm Untersuchungen zum Thema Verkehrslärm und Stress (Fall-Kontroll-Studie)
Bremen	1992-1994	Studie "Gesundheit und Verkehr in Bremen" beim Büro für Verkehrsökologie, Bremen, im Auftrag der Bremer Gesundheitsbehörde. Betrachtung zweier unterschiedlich stark durch Verkehr belastete Untersuchungsgebiete und Abbildung der Belastungs- und Gesundheitsproblematik in Bremen
Hamburg	seit 1926	Hamburgisches Krebsregister Erhebung zusätzlicher umweltepidemiologisch relevanter Daten, wie Wohnort, ausgeübter Beruf, am längsten ausgeübter Beruf und Wirtschaftszweig;
	seit 1961	Messung der Radioaktivität in Frischmilch
	1984-1991	Umweltmedizinische Wirkungsuntersuchungen, z.B. Fehlbildungsstudie, Arsen- und Schwermetalluntersuchung, Mortalitätsstudien ehemaliger Boehringer-Arbeitnehmer, Kindergartenstudie, Bille-Studie (Altlastenproblematik)
	1985	Einrichtung der Abteilung "Gesundheit und Umwelt" bei der Gesundheitsbehörde der Freien und Hansestadt Hamburg und bei den sieben Bezirksgesundheitsämtern. Aufgabe der neuen Abteilung ist die toxikologische Bewertung von Umweltschadstoffen und Durchführung, Begleitung und Initiierung von epidemiologischen Studien sowie uGBE.
Hamburg	seit 1988	Umweltepidemiologische Auswertungen der Schulärztlichen Dokumentation
	1988	Meldepraxen in Harburg; wöchentliche Übermittlung von Befunden an die BAGS von akuter Konjunktivitis (Bindehautentzündung), Urtikaria (Nesselsucht, Nesselfieber), asthmoider Symptomatik und Rhinitis (Niesen, vermehrte Nasensekretion); Gegenüberstellung der Befunde mit Temperaturwerten und Messungen der Luftbelastung
	1989	"Meilenstein"-Bericht; bundesweites Forschungsvorhaben "Modellhafte Entwicklung und Erprobung eines Monitoring zur Ermittlung der Belastung von Lebensmitteln mit Rückständen und Verunreinigungen"; Fortsetzung läuft seit 1994
	seit 1990	Gesundheitsberichte Hamburg (mit Umweltbezug)
	1990	Untersuchung von Dioxin- und Furan-Gehalten in Boden, Staubniederschlag und Lebensmittel Untersuchung persistenter Organochlorverbindungen, Schwermetalle, Metalloide, Dioxine und Furane in Frauenmilch
	1992-94	Beobachtungspraxen in rund 25 Kinderarztpraxen; Dokumentation von z.B. asthmoider Symptomatik, Neurodermitis, Freizeitunfällen und Verdachten auf sexuellen Missbrauch
Niedersachsen	seit 1991	Untersuchung von "exspiratorischem Giemen" bei Kleinkindern Modellversuch zur Erhebung und Erprobung regionaler Beobachtungspraxen zur Erhe-

Abbildung 4-2: Auszug: Ausgewählte Beispiele von Studien aus den Bundesländern (verändert und ergänzt nach Wichmann Schlipköter & Fülgraff (1992) und BMG & BMU (1999)

Zur uGBE gehören medizinische und umweltbezogene Statistiken sowie eine inhaltlich, systematisch aufgebaute und wissenschaftlich fundierte BE mit Interpretationen des Datenmaterials, Einbeziehung prognostischer Elemente und Orientierung an gesundheitspolitisch bedeutsamen Themen. Die uGBE umfasst sowohl die Beobachtung der Exposition, also den Beginn eines oder mehrerer auf die Umwelt oder Gesundheit einwirkender Faktoren, als auch der daraus resultierenden Gesundheitseffekte. Dabei kann die uGBE kann entweder durch eine eigenständige Berichterstattung realisiert werden oder sowohl durch eine umweltbezogene Auseinandersetzung der Inhalte in der GBE, als auch einer gesundheitsbezogene Auseinandersetzung der Inhalte in der UBE (vgl. A. Vogt 2002).

Schäfer, Laaser & Schwartz (1993) als auch Seidel (1998) betrachten die uGBE als eine Art der BE, die mit ihrem Augenmerk auf umweltbezogene Gesundheitsbeeinträchtigungen zielen sollte. Krankheit sei nämlich besonders auch von Umweltfaktoren beeinflusst. Zudem soll auch mehr im Sinne der Prävention gearbeitet werden (vgl. A. Vogt 2002).

Eine konsequente uGBE wird sowohl im In- als auch im Ausland schon realisiert, wenn auch nicht mit der gleichen Intensität wie bei der UBE oder GBE. Allerdings ist eine eigenständige uGBE sowohl im Inland, als auch im Ausland noch nicht entwickelt. Außerdem mangelt es noch an einer Strukturierung dieser Art von BE. Zudem variieren immer noch die Vorstellungen von Funktion, Möglichkeiten und Grenzen der uGBE. Dabei wird die uGBE immer noch mit anderen Formen der BE verwechselt. Zusammenfassend gesagt gilt es noch die folgenden Probleme zu lösen:

- Etablierung moderner Berichterstattungsmethoden
- Informationsvernetzung zwischen Umwelt und Gesundheit
- Ressortübergreifende Kooperation bei der BE selbst sowie bei der Planung und Umsetzung von Handlungsempfehlungen
- Evaluation und Dokumentation von Maßnahmen und Interventionen

(vgl. A. Vogt 2002)

5. Strukturmodelle

Strukturmodelle bezeichnen ein als Blockdiagramm dargestelltes Modell von Gesundheitsdeterminanten. Dabei sind Strukturmodelle in einer Vielzahl von Teil- und Einzelthemen in den gesundheitswissenschaftlichen Forschungsbereichen vertreten. Es herrscht Strukturierungs- und Ordnungsbedarf besonders bei der Herleitung präventiver und interventiver Maßnahmen, welches mittels Hilfe von Strukturmodellen geleistet wird. Als Beispiel herrscht ein ausgeprägter Strukturierungsbedarf bei integrierten Programmen wie z.B. "gesunde Städte" oder "Agenda 21". Strukturmodelle leisten eine Hilfestellung zur Vollständigkeit einer Berichterstattung. Sie gewähren eine systematische Betrachtung mit dem Vorteil einer verbesserten Vergleichbarkeit separat entstandener Analysen und Berichte.

Da zum Themenfeld Umwelt und Gesundheit eine Vielzahl von Aspekten gehören (chemische Noxen, physikalische Noxen etc.), ist es besonders für eine übergreifende BE, wie es die uGBE nun mal ist, notwendig ein umfassendes und übersichtliches Gerüst bzw. Strukturmodell zu formulieren, um mit all den Informationen überhaupt umgehen zu können und um somit den Überblick nicht zu verlieren. In Abb. 5-1 werden in diesem Zusammenhang Komponenten eines Strukturmodells dargestellt (vgl. A. Vogt 2002).

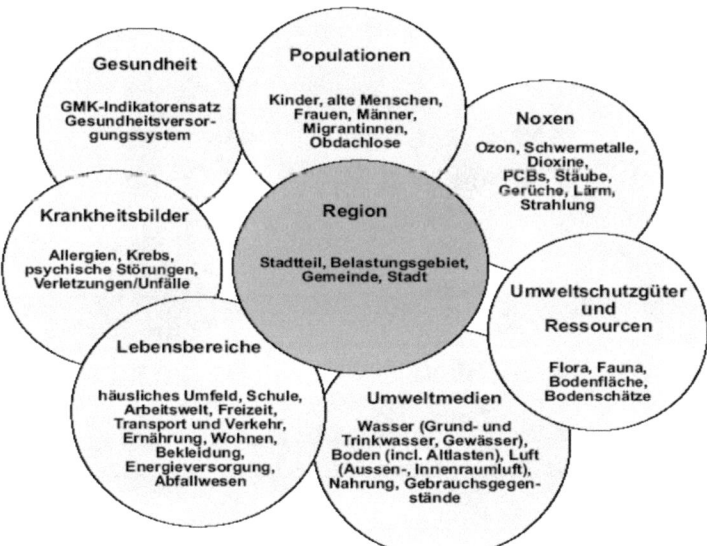

Abbildung 5-1: Exemplarische Teilthemen für die Komponenten eines Strukturmodells

5.1 DPSEEA – Modell

Zunächst einmal soll mit Abb. 5-2 das DPSEEA – Modell schematisch dargestellt werden.

Wirk stufe	Exemplarische Aspekte	Handlungs- optionen
"Driving force" / Tiefere Ursachen	• Bevölkerungs- wachstum • Wirtschaftsentwick- lung • Technologien	• Wirtschaftspolitik • Sozialpolitik • "Saubere" Tech- nologien
"Pressure" / Druck auf die Umwelt	• Produktion • Konsumption • Abfallproduktion	• Risikomanage- ment • Steuerungsmaß- nahmen
"State" / Umwelt- Zustand	• Schadstoffbelastung der Umweltmedien	• Entlastungs-, Reinigungsmaß- nahmen • Restauration
"Exposure" / Exposition	• Externe Exposition • Absorbierte Dosis • Dosis im Zielorgan	• Edukation • Bewußtseinsbil- dung • Gebote, Verbote
"Effect" / Wirkung	• Wohlergehen • Morbidität • Mortalität	• Behandlung • Rehabilitation

Abbildung 5-2: Schematische Darstellung des DPSEEA – Modells

Das DPSEEA – Modell ist von der WHO ins Leben gerufen worden. Es umfasst fünf verschiedene Komponenten im Sinne einer Wirkungskette und mit der letzen Komponente wird die Möglichkeit zur Handlung zum Ausdruck gebracht:

- D = "driving force" (gesellschaftliche Entwicklungskraft)
- P = "pressure" (Druck auf die Umwelt bzw. Umweltbelastung)
- S = "state of the enviroment" (Umweltbelastungszustand)
- E = "exposition" (Exposition)
- E = "effect" (gesundheitliche Wirkung)
- A = "activity" (Handlung)

(vgl. A. Vogt 2002)

Dieses Modell hat sich in der Praxis schon bewähren können. In Abbildung 5-2 sind die wichtigsten inhaltlichen Aspekte dieses Modells schon zusammengefasst worden. Es gilt aber zu erwähnen, dass dieses Modell als Beispiel für einen Strukturierungsansatz für die Berichterstattung noch ausbaufähig ist. Es werden nämlich nur einseitig die umweltbelastenden und gesundheitsgefährdenden Aspekte angesprochen. Das Modell sollte um umweltentlastende und gesundheitsfördernde Aspekte ergänzt werden. Darüber hinaus sollten auch eine Reihe weiterer Anforderungen erfüllt werden. Dieses ist schon in Abb. 5-1 zusammengefasst worden (vgl. A. Vogt 2002).

6. Schlusswort

Wie in meiner Hausarbeit aufgeführt gibt es vielerlei Unterscheidungsmerkmale zwischen UBE, GBE und uGBE. Doch haben alle diese drei Beispiele für Formen der Berichterstattung eines gemein. Alle drei dienen sie dem Zweck zur Verbesserung der Umstände im Bereich Umwelt und Gesundheit. Dies tun sie auf eine die gegebenen Umstände der Umwelt und Gesundheit reflektierende und zusammenfassende Art und Weise, welches einer systematischen Auswertung zur Verbesserung jener Umstände dienen soll.

Abschließend gilt zu sagen, dass jede dieser Formen der BE noch ausbaufähig ist um ihren Erfolg noch größer werden zu lassen und auch längerfristig garantieren zu können.

6. Literaturverzeichnis

Steven, M., Schwarz, E.J., Letmathe P. (1995): Umweltberichterstattung: Grundlagen, Methoden und Anwendung, Teil I: Grundlagen der Umweltberichterstattung. Arbeitsbericht des Lehrstuhls für Produktion und Ligistik, Essen, S. 1 – 7.

Vogt, A. (2002): Umweltbezogene Gesundheitsberichterstattung: ein praxisbezogenes Konzept für Städte und Landkreise in Nordrhein – Westfalen. lögd, Bielefeld, S. 31 – 116).

Forschungsgruppe Gesundheitsberichterstattung (1990): Aufbau einer Gesundheitsberichterstattung: Bestandsaufnahme und Konzeptvorschlag. Asgard Verlag, Sankt Augustin, S. 18 – 32.

"Umweltberichterstattung". Online im Internet: WWW:
http://www.umweltdatenbank.de/lexikon/umweltberichterstattung.htm

"Gesundheitsberichterstattung". Online im Internet: WWW:
http://www.loegd.nrw.de/gesundheitberichterstattung/frameset.html